K. Peter/R. Putz (Hrsg.)
Klinische Untersuchung und Diagnostik
Band 1
E. Hoffmann/G. Steinbeck
Kursleitfaden
Kardiovaskuläres System

Springer

*Berlin
Heidelberg
New York
Barcelona
Hongkong
London
Mailand
Paris
Singapur
Tokio*

Klinische Untersuchung und Diagnostik
K. Peter/R. Putz (Hrsg.)

Band 1

E. Hoffmann
G. Steinbeck

Kursleitfaden

Kardiovaskuläres System

**Problemorientiert lernen
Effizient arbeiten
Problemlos bestehen**

Unter Mitarbeit von A. Gerth und P. Nimmermann

Mit 36 Abbildungen

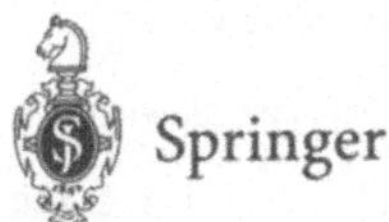

Springer

PD Dr. med. Ellen Hoffmann
Medizinische Klinik I
Klinikum Großhadern
Marchioninistr. 15
D-81377 München

Die Deutsche Bibliothek - CIP-Einheitsaufnahme

Kursleitfaden kardiovaskuläres System : problemorientiert lernen - effizient arbeiten - problemlos bestehen / Hrsg.: K. Peter ; R. Putz. - Berlin ; Heidelberg ; New York ; Barcelona ; Hongkong ; London ; Mailand ; Paris ; Singapur ; Tokio : Springer
B.d 1. Klinische Untersuchung und Diagnostik. - 2000

ISBN-13: 978-3-540-66656-1   e-ISBN-13: 978-3-642-95865-6
DOI:10.1007/ 978-3-642-95865-6

Der kaum mehr überschaubare Wissenszuwachs und die enormen technischen Fortschritte in der Medizin machen es notwendig, daß auch das Studium dieser Entwicklung angepaßt und neu strukturiert wird. Die Medizinische Fakultät der Ludwig-Maximilians-Universität München hat deshalb ungeachtet der schwierigen Situation der Massenuniversität in enger Kooperation mit der Harvard Medical School in Boston begonnen, neue Unterrichtsmethoden in die medizinische Ausbildung einzuführen und den Studierenden mehr als bisher praktische Gesichtspunkte zu vermitteln.

Der hier vorliegende Leitfaden zur Anamneseerhebung und zur körperlichen Untersuchung ist Grundlage der praktischen Ausbildung im integrierten Kurs "Kardiovaskuläre Erkrankungen" des ersten klinischen Semesters. Er soll den Studierenden eine über die Fächer hinweg verbindliche Hilfe sein, sich die Technik der primären Untersuchung der Patienten in standardisierter Weise anzueignen und so theoretisches Wissen in sofort anwendbares Können umzusetzen.

Die Medizinische Fakultät ist den Verfassern dieses Leitfadens für ihre Initiative überaus dankbar, ist der "Kardiovaskuläre Kurs" doch ein wichtiger Schritt auf dem Weg zu einem stärker praxisorientierten Studium.

Univ.-Prof. Dr. Dr. h.c. Klaus Peter
Dekan der Medizinischen Fakultät

Univ.-Prof. Dr. Reinhard Putz
Programmbeauftragter

Übersicht	Seite

Notizen

Anamnese

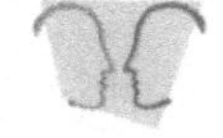

1. **Patientendaten**
   Alter, Geschlecht, Aufnahmemodus

2. **Hauptbeschwerden**

2.1 **Aktuelle Anamnese**
   Hauptbeschwerden (Dauer,
   Begleitsymptome, Schweregrad etc.)
   Relevante Vorerkrankungen
   Voruntersuchungen

2.2 **Medikamente**
   Allergien, Nikotin, Alkohol

3. **Vorgeschichte**
   Allgemeiner Gesundheitszustand
   Frühere Erkrankungen
   Frühere Operationen

4. **Systemanamnese**
   Allgemeines
   Kardiovaskuläres System
   Respirationstrakt
   Gastrointestinaltrakt
   Urogenitalsystem
   Bewegungsapparat
   Nervensystem

5. **Sozialanamnese**
   Familienstand, Kinder
   Beruf
   Sonstige Aktivitäten

6. **Familienanamnese**

Körperliche Untersuchung

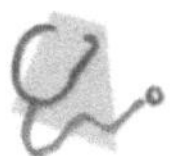

1. **Allgemeiner Aspekt**
2. **Cor**
3. **Gefäßstatus**
4. **Pulmo**
5. **Abdomen**
6. **Extremitäten**
7. **Neurologische Untersuchung**

Arbeitsdiagnosen

Diagnostischer Plan

Therapeutischer Plan

lgemeines

licher Untersuchungsablauf:

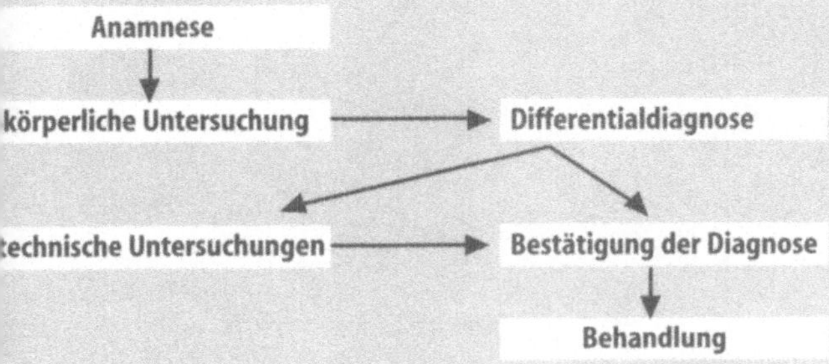

i der Anamneseerhebung stehen zunächst drei Aspekte im Vordergrund:
eine Beziehung zum Patienten aufzubauen und sein Vertrauen zu gewinnen

alle relevanten Informationen zu erhalten, die eine Beurteilung der Erkrankung
und eine vorläufige Diagnosestellung erlauben

allgemeine Informationen über den Patienten zu gewinnen hinsichtlich seines
sozialen Hintergrundes, persönlicher Probleme, sowie zur Krankheitseinsicht und
- verarbeitung

Anamneseerhebung

Patientendaten

Alter und Geschlecht

Aufnahmemodus: elektiv oder notfallmäßig, zuweisender Arzt

Hauptbeschwerden

Zunächst sind die im Vordergrund stehenden Beschwerden
zu erfragen.

Der Untersucher sollte diese, wenn möglich, in einem kurzen Satz zu Beginn
der Anamnese zusammenfassen (z.B. thorakale Schmerzen seit zwei
Monaten).

2.1 Aktuelle Anamnese

Gegenstand ist der chronologische Verlauf der Erkrankung („Wie und wann
begann die Erkrankung?" „Wann stellten Sie die Beschwerden zum ersten Mal
fest?" „Wann ging es Ihnen zuletzt gut?").

Die Anamnese sollte zu dem Zeitpunkt beginnen, zu dem der Patient zuletzt
beschwerdefrei war. Die Beschwerden sollten dann in chronologischer Folge
beschrieben werden. Sowohl das genaue Datum als auch der Zeitraum bis zur
Aufnahme sollten vermerkt werden. Es folgt dann eine detaillierte
Beschreibung der jeweiligen Beschwerden. Dafür sollten auch die eigenen
Worte des Patienten verwendet werden. Zu vermeiden sind dagegen
Fachausdrücke, wie z.B. Angina pectoris. Gewöhnlich sollten alle Beschwerden
genau beschrieben werden, unabhängig davon, ob sie zunächst relevant
erscheinen oder nicht. Wenn ein Patient nicht in der Lage ist, adäquat oder
verläßlich Auskunft zu geben, müssen die Informationen von nahestehenden
Verwandten oder anderen Personen erfragt werden. In diesem Fall sollte es
der Student so arrangieren, daß der zuständige Arzt bei der Befragung von
Verwandten anwesend ist. Die Quelle solcher Auskünfte sollte festgehalten
werden.

Bei jedem Schmerz oder anderen Beschwerden sind die folgenden Aspek *zur detaillierten Information erforderlich*

- Ort
- Ausstrahlung
- Charakter (z.B. ziehend, dumpf)
- Schwere (z.B. Skala 1–10)

Alle Beschwerden (einschließlich Schmerz)

- Dauer
- Beginn (plötzlich oder allmählich)
- bisheriger Verlauf
    - kontinuierlich oder intermittierend
    - Häufigkeit
    - progredient oder sich bessernd
- auslösende oder beschwerdemindernde Faktoren
- begleitende Beschwerden

2.2 Medikamentenanamnese

Vollständige Auflistung aller Medikamente und deren Dosierung, Änderunge der Medikation, frühere Medikamente, Wirkung der Medikamente, Medikamentenallergien (genaue Reaktionen)
Nikotin- und Alkoholkonsum (aktueller und früherer)

3. Vorgeschichte

Die Erhebung der Vorgeschichte sollte alle früheren Erkrankungen und Operationen einschließen, unabhängig davon, ob diese wichtig erscheinen oder nicht. Zum Beispiel kann eine beiläufig erwähnte Grippe oder ein früheres Trauma der Ausgang für eine spätere Erkrankung sein. Eventuelle Komplikationen früherer Erkrankungen sollten besonders sorgfältig erfragt werden.

- sonstige und frühere Erkrankungen:
    arterielle Hypertonie?, Diabetes mellitus?, Myokardinfarkt?,
    entzündliche Herzerkrankung?, Apoplex?, Asthma?, Tuberkulose?, Ulcus?,
    Lebererkrankung?, Ikterus?, Nierenerkrankung?, Schilddrüsenerkrankung?
- frühere Operationen
- Befunde aus Untersuchungen von Versicherungen oder der Bundeswehr
- psychische Vorerkrankungen („persönliche oder nervliche Probleme"?)

4. Systemanamnese

Dies stellt eine Art Checkliste dar, die bisher unerwähnte Beschwerden auf-
deckt. Die Fragen sollten entsprechend der Art der vermuteten Erkrankung,
der zur Verfügung stehenden Zeit und anderen Umständen angepaßt werden.

Allgemeines

- Gewichtsänderung, Appetit, Fieber, Schweißneigung, Hautausschlag,
  Juckreiz, Ikterus, Knoten, Blutungsneigung

Kardiovaskuläres System:

- thorakale Schmerzen
- Dyspnoe (Atemnot)
  belastungsabhängig? (Art der Belastung, z.B. Treppensteigen,
  Anziehen – Stadieneinteilung nach NYHA / CCS *) **siehe Seite 9**
- Orthopnoe (Atemnot beim flachen Liegen)
- Paroxysmale nächtliche Dyspnoe (nächtliche Atemnot, die sich nach
  Aufsetzen bessert)
- Palpitationen (Herzklopfen oder -rasen)
- Ödeme – Beine (Knöchel, prätibial), präsakral, generalisiert
  (= Anasarka)
- Nykturie (nächtliches Wasserlassen, Häufigkeit)
- Synkopen (kurzer Bewußtseinsverlust) oder Schwindel
- Claudicatio intermittens (belastungsinduzierte Schmerzen in den
  Unter- od./und Oberschenkeln, die sich in Ruhe bessern)
  – Stadieneinteilung nach Fontaine *) **siehe Seite 9**

Respirationstrakt

- Husten – Art (produktiv, nicht produktiv) und Häufigkeit
- Sputum – Menge, Art und Farbe
- Hämoptoe oder Hämoptysen (blutiges Sputum oder Blutbeimengungen)

Gastrointestinaltrakt

- Übelkeit, Erbrechen, Schluckbeschwerden, Sodbrennen, abdominelle
  Schmerzen, Stuhlgang, Teerstuhl, Blut (hell, dunkel) im/auf Stuhl

Urogenitalsystem

- Pollakisurie, Nykturie, Dysurie, Urinveränderung
  - *männlich:* Harnstrahl, Potenzstörungen
  - *weiblich:* Schwangerschaften, Menstruationsstörungen

Bewegungsapparat
- Gelenkschmerzen oder -schwellungen, Myalgien

Nervensystem
- Kopfschmerzen, Schwindel, epileptische Anfälle
- Schwäche/Lähmungen, Parästhesien, Veränderungen des Seh- oder Hörvermögens

5. Persönliche und soziale Anamnese
- ➤ soziale Situation (Familie, Beruf, Hobbies, häusliche Verhältnisse und eventuell Finanzen)
- ➤ prädisponierende Faktoren (frühere Beschäftigungen, Schadstoff- oder Allergenexposition, Auslandsaufenthalte, Haustiere oder Kontakt zu Tieren)

6. Familienanamnese
Alter, Gesundheitszustand oder Todesursache der Eltern, Geschwister, Kinder und entfernterer Verwandte sowie des Ehepartners

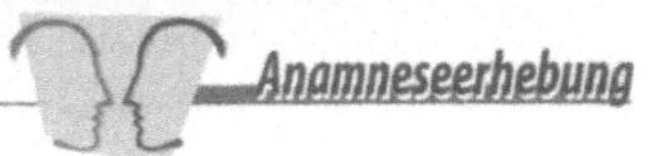

Klassifikation kardiopulmonaler/ vaskulärer Symptome

NYHA-Klasse: New York Heart Association
Stadieneinteilung der Herzinsuffizienz nach der Belastbarkeit

NYHA	Kriterium
I	große Belastungen **ohne** Beschwerden
II	Beschwerden bei **höheren**, nicht ungewohnten Belastungen (z.B. Bergaufgehen), leichte Belastungen beschwerdefrei
III	Beschwerden schon bei **leichteren** Belastungen (z.B. Gehen in der Ebene), in Ruhe beschwerdefrei
IV	Beschwerden **in Ruhe**, keine der oben genannten

CCS-Klasse: Canadian Cardiovascular Society
Funktionelle Klassifizierung der Angina pectoris

CCS	Kriterium
I	normale Belastungen **ohne** Beschwerden, Angina pectoris nur bei schwerer körperlicher Tätigkeit (z.B. Dauerlauf)
II	Angina pectoris tritt bei **höheren** Belastungen auf (z. B. rasches Treppensteigen)
III	Angina pectoris schon bei **geringer** Belastung, erhebliche Beeinträchtigung bei täglichen Aktivitäten (z. B. Treppensteigen in den 1. Stock)
IV	Angina pectoris bei geringster körperlicher Belastung / **in Ruhe** vorhanden

Stadieneinteilung der peripheren arteriellen Verschlußkrankheit nach Fontaine

Stadium	Kriterium
I	asymptomatisch
II	Claudicatio intermittens **a.** schmerzfreie Gehstrecke > 200 m **b.** schmerzfreie Gehstrecke < 200 m
III	Ruheschmerzen
IV	akrale Läsion (Gangrän, Nekrose)

Einteilung der instabilen Angina pectoris nach Braunwald

Klasse I **Neu aufgetretene oder akzelerierte Angina pectoris.**
Patienten mit neu aufgetretener Belastungsangina (Dauer <2 Monate),
die schwer oder häufig (=3 Anfälle/ Tag) ist oder Patienten mit chronischer stabiler Angina pectoris, die eine akzelerierte Angina entwickeln
(d.h. deutliche Zunahme der Häufigkeit, Schwere und Dauer, oder
Auftreten bei deutlich geringerer Belastung), jedoch ohne
Ruhebeschwerden in den letzten 2 Monaten.

Klasse II **Ruheangina, subakut.**
Patienten mit einem oder mehreren, in Ruhe aufgetretenen
Anginaanfällen im letzten Monat, jedoch nicht in den letzten 48
Stunden.

Klasse III **Ruheangina, akut.**
Patienten mit einem oder mehreren Anginaanfällen in den letzten 48
Stunden.

Klinische Begleitumstände

Klasse A **Sekundäre instabile Angina pectoris.**
Patienten, bei denen eine instabile Angina pectoris in Zusammenhang
mit eindeutig erkennbaren, unabhängig vom Koronargefäßsystem beste-
henden Faktoren auftritt, die zu einer Verstärkung der Myokardischämie
führen. Diese Faktoren reduzieren das Sauerstoffangebot oder erhöhen
den Sauerstoffbedarf, wie z.B. bei Anämie, Fieber, Infektion, Hypotonie,
unkontrollierte Hypertonie, Tachyarrhythmien, ungewöhnliche psychische Belastungen, Hyperthyreose und respiratorisch bedingte Hypoxie.

Klasse B **Primäre instabile Angina pectoris.**
Patienten, die bei Fehlen von extrakardialen, ischämiebegünstigenden
Faktoren wie in Klasse A, eine instabile Angina pectoris entwickeln.

Klasse C **Instabile Postinfarktangina.**
Patienten, die in den ersten 2 Wochen nach einem dokumentierten
Myokardinfarkt eine instabile Angina pectoris entwickeln.

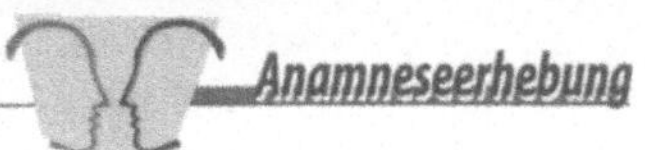

Intensität der Therapie

Instabile Angina pectoris, die ohne oder unter einer geringen antianginösen Therapie auftritt.

Instabile Angina pectoris, die unter einer für eine chronische stabile Angina pectoris adäquaten Therapie auftritt (übliche orale antianginöse Therapie, d.h. Betablocker, Nitrate).

Instabile Angina pectoris unter antianginöser Dreifachtherapie in maximal tolerierter Dosis, einschließlich Nitroglycerin i.v..

EKG-Veränderungen

Falls ein EKG während eines Angina pectoris Anfalls geschrieben wurde, wird das Vorhandensein oder Fehlen von transienten ST-T-Veränderungen festgehalten (Das Vorhandensein solcher Veränderungen ist mit einer schwereren zugrundeliegenden Erkrankung assoziiert).

8. Differentialdiagnose des Thoraxschmerzes

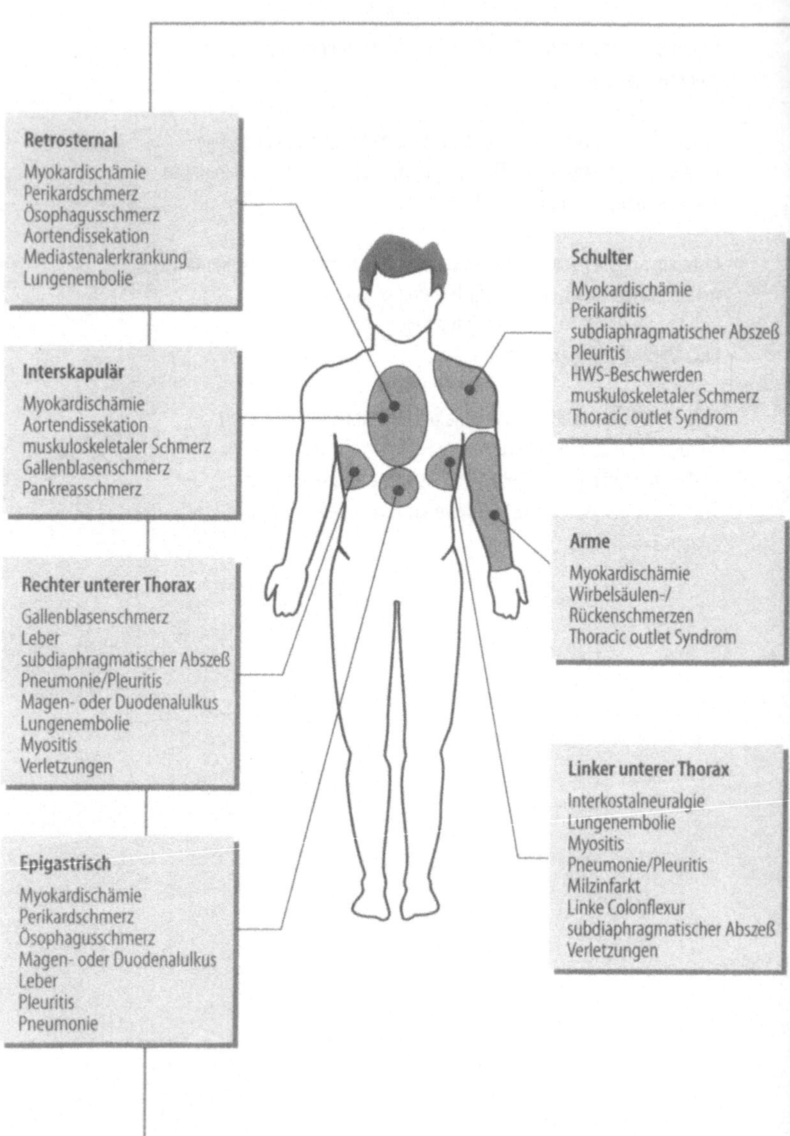

	Ähnlichkeiten des kardialen und des Ösophagusschmerzes	Charakteristika des Ösophagusschmerzes
Ort	• retrosternal (im Bereich des mittleren oder unteren Sternums) • evtl. Schmerz mit Ausstrahlung zum Hals	• hoher epigastrischer Schmerz hinter dem Xiphoid oder im Bereich des unteren Sternums
Charakter	• Druck- / Engegefühl oder Brennen • evtl. begleitet von Schwäche, Schwitzen und Angstgefühl	• häufig brennender Schmerz oder als Spasmus empfunden • häufig mit Sodbrennen verbunden • evtl. gesteigerter Speichelfluß • Dysphagie möglich
Ausstrahlung	• nach oben zum Hals • in linken Hals, Schulter oder Arm ausstrahlend	• nach oben, aber keine Ausstrahlung in die linke Seite • seltener Ausstrahlung in beide Schultern und/ oder Arme • bei Schmerzbeginn im Bereich des unteren Sternums häufig Ausstrahlung nach unten ins Epigastrium
Auslösende Faktoren	• postprandial • Angina pectoris wahrscheinlicher bei körperlicher Belastung nach dem Essen	• postprandial • bestimmte Speisen/ Getränke (Alkohol, Kaffee, Gewürze) • selten durch körperliche Belastung ausgelöst • Provokation durch Lagewechsel (z.B. flaches Hinlegen oder Vorbeugen) möglich
Dauer	• kurze Dauer (2-10 min) möglich	• Dauer über Stunden möglich, wechselnde Intensität
erleichternde Faktoren	• Besserung durch Nitroglycerin, Stehen und Entspannung möglich	

II. Körperliche Untersuchung

Eine erste Beurteilung erfolgt bereits während der Anamneseerhebung. Unabhängig davon, welcher Körperteil untersucht wird, sollte wenn möglich folgendes Schema eingehalten werden:

1. Inspektion
2. Palpation
3. Perkussion
4. Auskultation

Für jede pathologische Raumforderung (Knoten, Tumor,...):

Inspektion ► Sichtbarkeit, Farbe, Bewegung, Pulsation, Hautveränderungen?

Palpation ► Lokalisation, Form, Größe, Konsistenz, Oberfläche, Beweglichkeit (Hautverschieblichkeit, auf Unterlage), Pulsation, Druckschmerz?

Perkussion ► resonant oder gedämpft (d.h. luftgefüllt, solide oder flüssigkeitsgefüllt)

Auskultation ► arterielle oder venöse Geräusche, Darmgeräusche?

Allgemeine Aspekte

► Allgemeinzustand – gesunder oder kranker Aspekt?
älteres oder jüngeres Aussehen?
Fieberzustand?
Vigilanz, Orientierung?
Kooperation und Stimmung
► Ernährungszustand (Körpergröße und –gewicht) und Muskelzustand
► Hautkolorit (Anämie, zentrale (Zunge!) oder periphere Zyanose, Ikterus, Exanthem)
► Mund und Zunge (trocken oder feucht, belegt)
► Zähne (eigene Zähne oder Zahnersatz, Zustand)
► Zahnfleisch (Entzündung, Zahnfleischbluten)
► Rachenring (Rötung, vergrößerte Tonsillen, Beläge)
► Augen   (Sklerenfarbe – Ikterus
Konjunktiven – Anämie
Arcus lipoides)
► Körperbehaarung (männl., weibl. Behaarungstyp)
► Deformitäten, Knoten oder Struma

- Hände (Uhrglasnägel oder Trommelschlegelfinger, Petechien, subungual Splitterblutungen, Osler-Knötchen, hämorrhagische janeway-Läsionen bei Endokarditis)
- Lymphknotenstatus
- Gelenkveränderungen

2. Untersuchung des Herzkreislaufsystems

2.1. Inspektion und Palpation

Allgemeines

- Atemnot beim Auskleiden, beim Sprechen, in Ruhe, Orthopnoe?
- Zyanose (zentral - blaue Zunge, peripher - rosige Zunge, Lippen u. Akren blau)
- kardiale Stauungszeichen (Ödeme, erhöhter Jugularvenendruck, pulmonale Stauung)
- Zeichen einer Hyperlipidämie (Xanthelasmen, Xanthome)

Radialispuls

- Frequenz: > 100/min Tachykardie, < 50/min Bradykardie
- Rhythmus: regelmäßig, unregelmäßig, z. B. multiple Extrasystolen oder absolute Arrhythmie bei Vorhofflimmern
- Pulsfüllung: gut gefüllt oder schlecht gefüllt (niedriges Herzzeitvolumen, z. B. bei Mitralstenose), zur Beurteilung auch Untersuchung von Karotis- oder Brachialispuls
- Charakter: Pulsus parvus et tardus – Aortenstenose
  Pulsus celer et altus – Aorteninsuffizienz
  Pulsus paradoxus – konstriktive Perikarditis, Perikardtamponade, schwere Bronchialobstruktion (Abnahme des Pulsvolumens mit Inspiration)
- Gefäßwand: verhärtet oder geschlängelt
- Seitengleichheit?
- bei arterieller Hypertonie gleichzeitig Untersuchung der Femoralispulse (abgeschwächter Femoralispuls bei Aortenisthmusstenose)

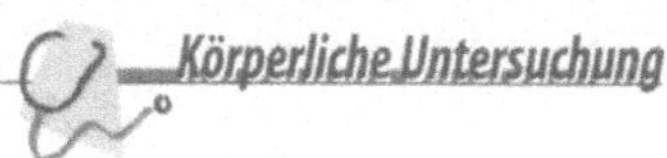

Blutdruck

Systolisch / diastolisch (Auftreten / plötzliches Verschwinden bzw. Leisewerden der Korotkoff-Töne)

- situationsbedingte Blutdruckerhöhung möglich, deshalb ggf. später erneut messen
- weite Blutdruckamplitude, (z. B. 180 / 50 mmHg) bei Aorteninsuffizienz
- enge Blutdruckamplitude, (z. B. 120 / 90 mmHg) bei Aortenstenose

Jugularvenendruck und – puls

Beurteilung der Halsvenenfüllung in leichter Schräglage (45°), Kopf auf einem Kissen liegend, gemessen wird die Entfernung der Halsvenenfüllung zum Manubriosternalgelenk in cm

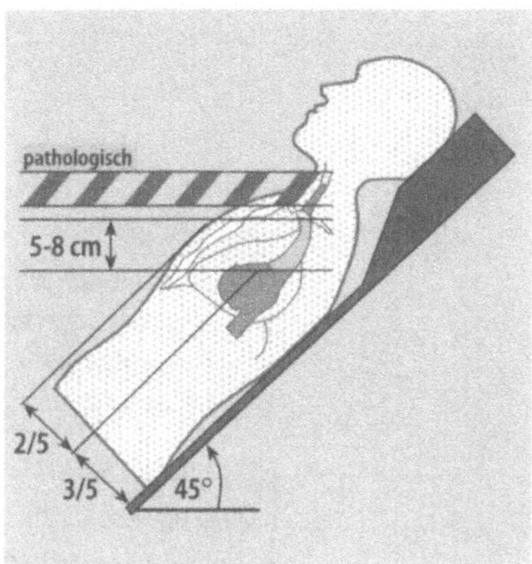

normal: Halsvenen ungefüllt/ Jugularvenenpuls bis 1-2 cm über Klavikula sichtbar

pathologisch: sichtbare Halsvenenfüllung, wenn Druck im rechten Vorhof > 8 cm H2O (>6 mm Hg)

Vena jugularis externa: sichtbar am lateralen Rand des M. sternocleidomastoideus (unzuverlässig, kann verschlossen sein)

Vena jugularis interna: medial oder unter dem M. sternocleidomastoideus

- zeitliche Orientierung durch Palpation des gegenüberliegenden Karotispulses
- Atemvariabilität
- kann nicht palpiert werden
- Vena jugularis externa kann durch Kompression oberhalb der Klavikula komprimiert werden
- hepatojugulärer Reflux (sichtbarer Anstieg des Jugularvenenpulsniveaus bei Kompression im rechten Oberbauch über 30-60 s, Hinweis auf Rechtsherzinsuffizienz)
- Venendilatation ohne Pulsation: nicht kardiale Obstruktion
- Zunahme bei Inspiration: konstriktive Perikarditis oder Perikarderguß (Kußmaul'sches Zeichen)

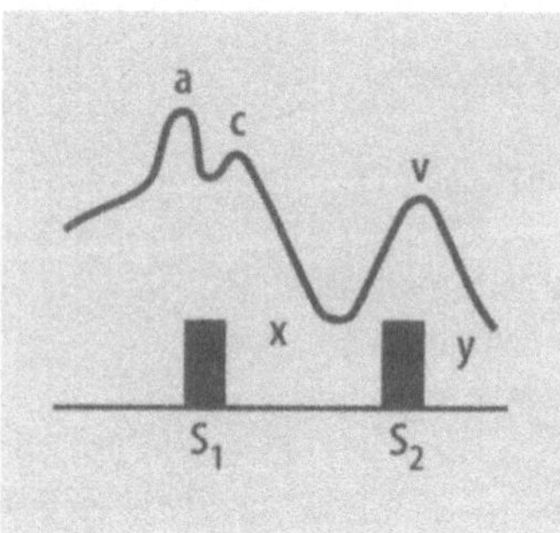

a-Welle	Druckanstieg im re. Vorhof während der Vorhofkontraktion
c-Welle	durch Druckübertragung von der benachbart liegenden A. carotis
x-Tal	Abnahme des Vorhofdrucks durch Trikuspidalklappenschluß und Vorhofrelaxation
v-Welle	erneuter Druckanstieg durch Füllung des rechten Vorhofs
y-Tal	rascher Abfall des Vorhofdrucks durch Entleerung des rechten Vorhofs in den rechten Ventrikel zu Beginn der Kammerdiastole

Hohe a-Welle

bedingt durch eine Flußbehinderung während der Vorhofkontraktion
- pulmonale Hypertonie (häufigste Ursache)
- Pulmonalstenose
- Trikuspidalstenose

Hohe v-Welle

bedingt durch Regurgitation von Blut über eine insuffiziente Trikuspidalklapp
während der Kammersystole

Arterieller Gefäßstatus

Untersuchung von

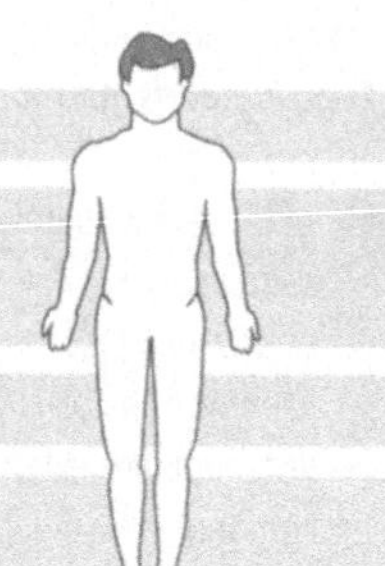

A. carotis

A. radialis
(A. ulnaris)
A. femoralis

A. poplitea

A. dorsalis pedis
A. tibialis posterior

Pulsqualität +++, ++, +, ø
Seitengleichheit?
Strömungsgeräusch über A. carotis, Aorta, Nierenarterien, A. femoralis?

Präkordium

Inspektion: Vorwölbung (Voussure) oder Pulsation? Herzspitzenstoß?
Palpation: Herzspitzenstoß (Position, Breite)
> ► normal tastbar im 5. ICR innerhalb der MCL, < 2 cm breit
> ► bei Linksherzhypertrophie oder -dilatation: Verbreiterung und Verlagerung nach links unten (6./7. ICR)
> ► bei linksventrikulärer Dyskinesie oder Aneurysma: zwei getrennte Impulse mit wenigen cm Distanz oder zweiter mitt-/spätsystolischer Anteil palpabel
> ► bei Pericarditis constrictiva: systolische Einziehung

Schwirren (tastbare Vibration bei niederfrequenten Geräuschen) – typischerweise Ventrikelseptumdefekt
(Perkussion – häufig nicht nützlich)

2.2. Auskultation

Auskultationsareale

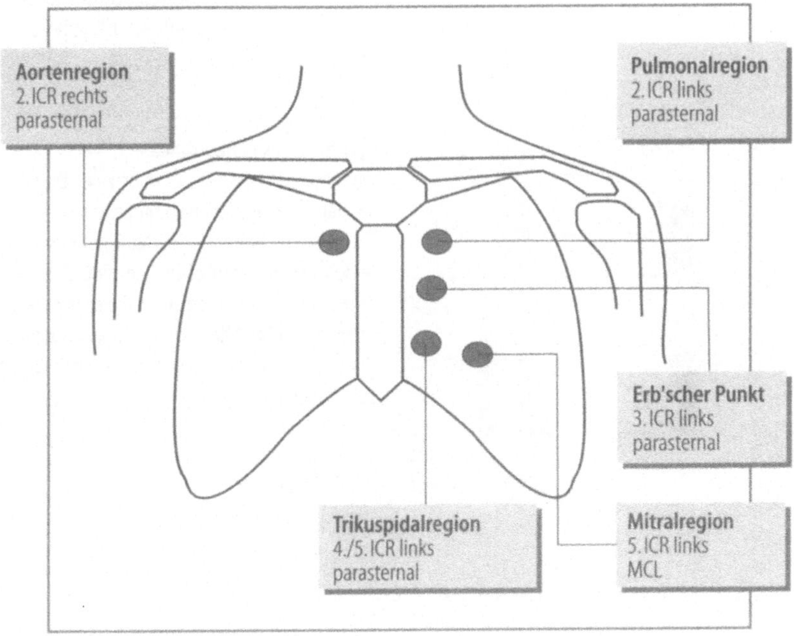

Normale Herztöne

I. Herzton: Mitral- (und Trikuspidal-) Klappenschluß (z.B. laut bei Mitralstenose, leise bei Mitralinsuffizienz)

II. Herzton: Aorten- und Pulmonalklappenschluß, gewöhnlich gespalten (z.B. laut bei Hypertonie, leise bei Stenose)

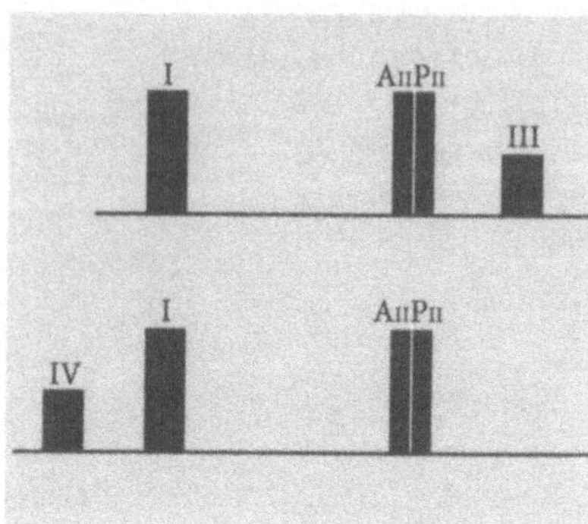

Zusätzliche Herztöne

III. Herzton: bedingt durch eine rasche Füllung des Ventrikels in der frühen Diastole.
Bis zum mittleren Alter häufig normal, dann in der Regel Hinweis auf Herzinsuffizienz.

IV. Herzton: verursacht durch die Vorhofkontraktion am Ende der Diastole.
Bei Füllungsbehinderung des linken Ventrikels (z.B. Herzinsuffizienz, Perikarditis constrictiva) Galopprhythmus: I, II, III, IV zu hören.

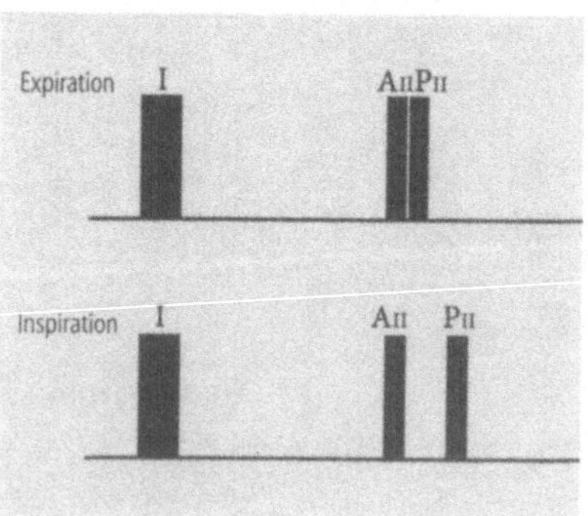

Spaltung des II. Herztones

Durch einen negativen intrathorakalen Druck während der Inspiration kommt es zu einer Zunahme des Blutflusses in den Thorax und dann in den rechten Ventrikel. Da sich dadurch zeitweise mehr Blut im rechten als im linken Ventrikel befindet, benötigt der rechte Ventrikel während der Inspiration relativ länger, um sich vollständig zu entleeren.

Paradoxe Spaltung

Bei Aortenstenose und
Linksschenkelblock.
Bei beiden Konstellationen benötigt der
linke Ventrikel jeweils länger zur
Entleerung, so daß sich der
Aortenklappenschlußton hinter den
Pulmonalklappenschlußton verschiebt.
Während der Inspiration erfolgt der
Pulmonalklappenschluß später, so daß die
beiden Töne enger zusammenfallen.

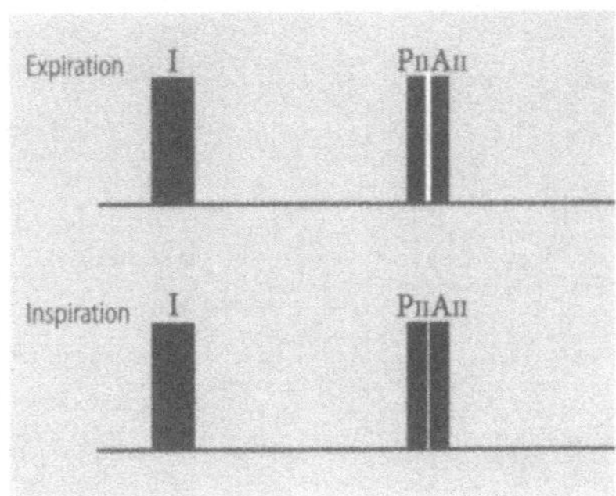

Herzgeräusche

Zeitpunkt:

systolisch oder diastolisch (vergleiche mit Karotispuls)

Dauer:

holosystolisch - während der gesamten Systole
früh-, mitt-, spät- systolisch/diastolisch
(frühdiastolisch: z. B. Aorten- oder Pulmonalinsuffizienz, mittsystolisch:
 z. B. Aortenstenose oder funktionelles Strömungsgeräusch)

Lokalisation und Ausstrahlung:

z. B. Mitralinsuffizienz – punctum maximum über Herzspitze,
Ausstrahlung zur linken Axilla
z. B. Aortenstenose – punctum maximum 2. ICR rechts parasternal,
Ausstrahlung in die Karotiden

Lautstärke:

Grad

1/6: erst nach Konzentration gerade noch hörbar

2/6: sofort bei Beginn der Auskultation zu hören,
nicht durch aufgesetzten Handrücken

3/6: deutlich hörbar (auch durch aufgesetzten Handrücken)

4/6: laut, von zartem Schwirren begleitet, bis zum Handgelenk
fortgeleitet

5/6: sehr laut, mit starkem Schwirren, nur bei aufgelegtem
Schallkopf zu hören

6/6: sehr laut, noch zu hören, wenn Schallkopf einige Zentimeter
entfernt (Distanzgeräusch)

(Anmerkung: Die Lautstärke eines Geräusches ist häufig nicht
proportional zur Schwere der Erkrankung, die Dauer ist teilweise
von größerer Bedeutung.)

Frequenz / Charakter:

hochfrequent oder niederfrequent

<u>Perikardreiben:</u> reibendes, oberflächliches Geräusch während
Systole und Diastole („Gehen im Schnee"), verstärkt durch
Druckausübung über das Stethoskop, manchmal atemabhängig

Beeinflussung durch

<u>Atmung:</u>

Inspiration: durch Abnahme des intrathorakalen Druckes nimmt
der venöse Rückstrom und rechtsventrikuläre Fluß zu, rechtsventrikuläre Herztöne und Geräusche werden lauter

▶ bei Inspiration Zunahme rechtsseitiger Herzgeräusche
▶ bei Exspiration Zunahme linksseitiger Herzgeräusche

<u>Valsalva-Manöver:</u> intrathorakaler Druck steigt, venöser Rückfluß
nimmt ab, Schlagvolumen und Blutdruck sinken, Herzgeräusche
werden leiser, Ausnahmen: HOCM und MKP

Körperposition:

Vornübergebeugt: Aorta- u. Pulmonalinsuffizienz deutlicher
Linksseitenlage: Mitralbefunde akzentuiert
Hocken: venöser Rückstrom, peripherer Widerstand und
Schlagvolumen steigen, Verstärkung der rechts- und linksventri-
kulären Austreibungsgeräusche sowie der diastolischen Extratöne
(Ausnahmen: HOCM und MKP)

Körperliche Belastung:

z. B. Zunahme des Mitralstenosegeräusches

2.3. Pathophysiologische Aspekte

Übersicht - Herztöne und Extratöne

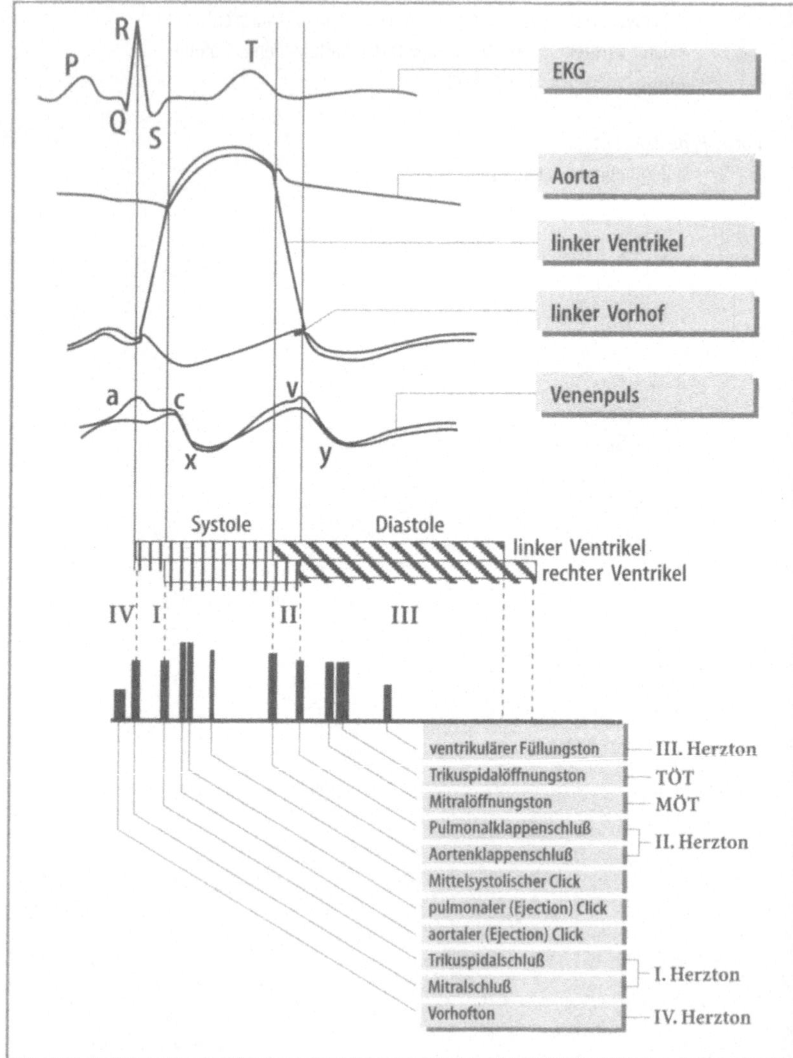

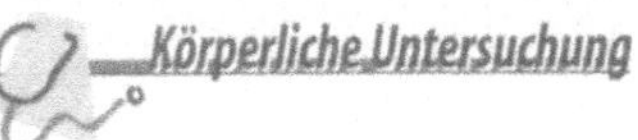

2.4. Vitien - Untersuchungsbefunde

Aortenstenose

- Pulsus parvus et tardus
- Schwirren über Jugulum / 2. ICR rechts
- rauhes früh- bis spätsystolisches Crescendo-Decrescendo-Systolikum (von I. Herzton abgesetzt) mit Punctum maximum über dem 2. ICR rechts parasternal und Fortleitung in die Karotiden
- je höhergradiger, desto später das Geräuschmaximum, AII wird leiser, paradoxe Spaltung des II. Herztons
- geringgradige Aortenstenose:

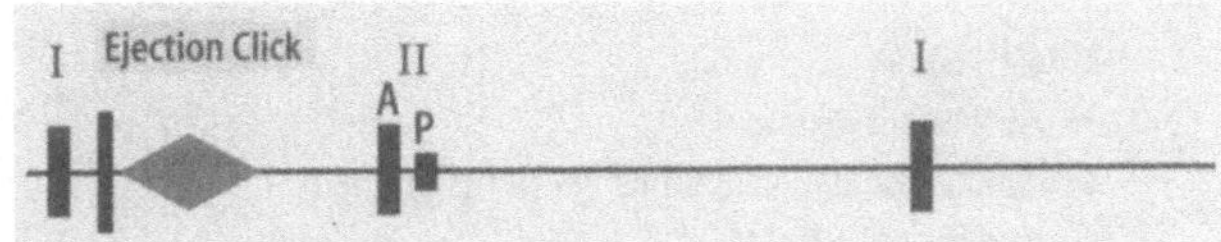

in manchen Fällen frühsystolischer Ejection click

- höhergradige Aortenstenose:

leises A-Segment des II. Herztones mit paradoxer Spaltung

Aorteninsuffizienz

- Pulsus celer et altus (Wasserhammerpuls)
- hochfrequentes diastolisches Decrescendogeräusch am linken Sternalrand (3. – 4. ICR links parasternal), akzentuiert bei Neigung nach vorn (durch Annäherung der ventralen Herzabschnitte an die Thoraxwand)
- bei geringgradiger Aorteninsuffizienz:
    I. Herzton unauffällig, evtl. frühsystolisches Geräusch (relative Aortenstenose)
    II. Herzton normal bis betont, frühdiastolisches Decrescendogeräusch

- bei höhergradiger Aorteninsuffizienz:
  I. u. II. Herzton abgeschwächt, früh-mesosystolisches Crescendo-/
  Decrescendogeräusch, evtl. <u>III., IV. Herzton</u>, evtl. Präsystolikum
  (Austin-Flint = mittdiastolisches Geräusch (wie bei Mitralstenose)
  infolge einer Behinderung des vorderen Mitralsegels durch den
  diastolischen Blutreflux bei Aorteninsuffizienz)

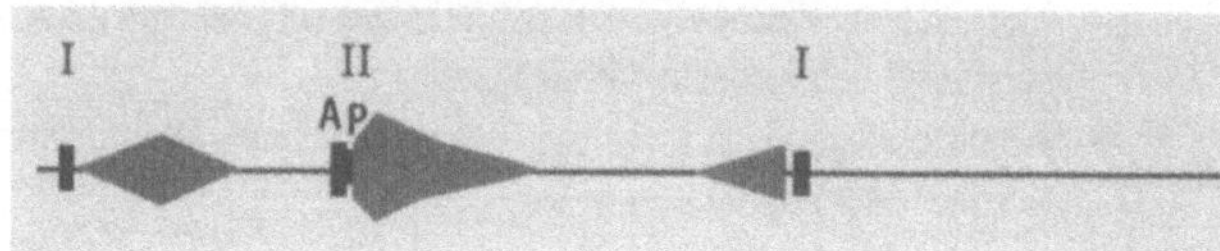

Mitralstenose

- kleines Pulsvolumen
- häufig absolute Arrhythmie bei Vorhofflimmern
- paukender I. Herzton
- Mitralöffnungston (meist nur über Apex auskultierbar, akzentuiert in
  Linksseitenlage)
- an MÖT anschließend niederfrequentes diastolisches Decrescendogeräusch
- bei Sinusrhythmus präsystolisches Crescendogeräusch
- je früher MÖT und je länger das Decrescendogeräusch,
  desto höhergradig ist die Mitralstenose

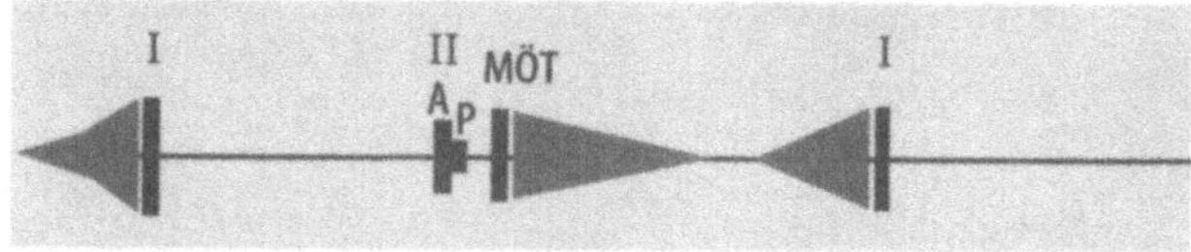

- bei sekundärer pulmonaler Hypertonie:
  Pulmonalsegment des <u>II. Herztons</u> betont
  Pulmonalinsuffizienzgeräusch (Graham–Steel = pulmonales
  Frühdiastolikum (funktionelle Pulmonalinsuffizienz) bei Mitralstenose
  oder anderen Erkrankungen mit pulmonaler Hypertonie)

Mitralinsuffizienz

► Herzspitzenstoß verbreitert und lateralisiert, systolisches Schwirren über der Herzspitze
► bandförmiges, hochfrequentes Früh- bis Holosystolikum, p.m. Apex, Fortleitung nach links lateral (Axilla)
► bei geringgradiger Mitralinsuffizienz:
   Geräusch früh- bis mesosystolisch, I. u. II. Herzton normal

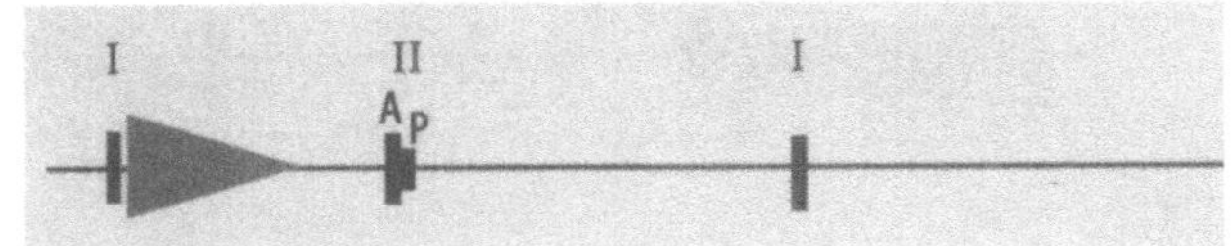

► bei höhergradiger Mitralinsuffizienz:
   Holosystolikum, mittel- bis niederfrequent (rauher)
   I. Herzton abgeschwächt,
   II. Herzton breit gespalten,
   evtl. III. u. IV. Herzton,
   evtl. frühdiastolisches Crescendo-Decrescendogeräusch
   (relative Mitralstenose)

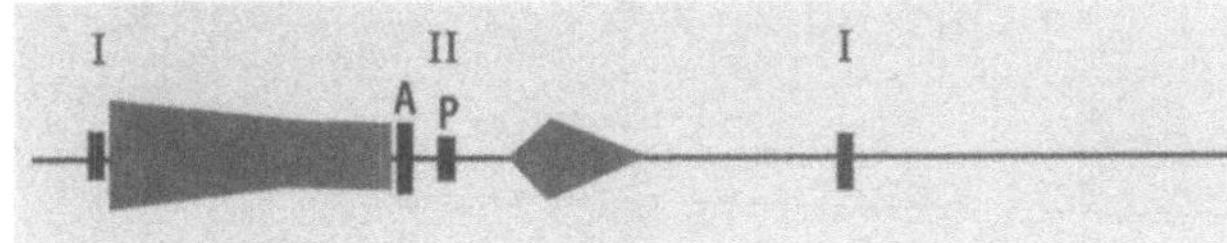

Mitralklappenprolaps

► ein oder auch mehrere mitt - bis spätsystolische Clicks
► oft anschließend Systolikum, p.m. links parasternal und Apex
► Änderung mit Atmung (Provokation durch Valsalvamanöver) und Körperposition (im Stehen Verlagerung in frühere Systole, im Hocken Verlagerung in spätere Systole)

Trikuspidalinsuffizienz

► obere und untere Einflußstauung, systolischer Lebervenenpuls, Rechtsherzinsuffizienzzeichen

► hochfrequentes Holosystolikum, p.m. 4.- 5. ICR links parasternal, lauter bei Inspiration!

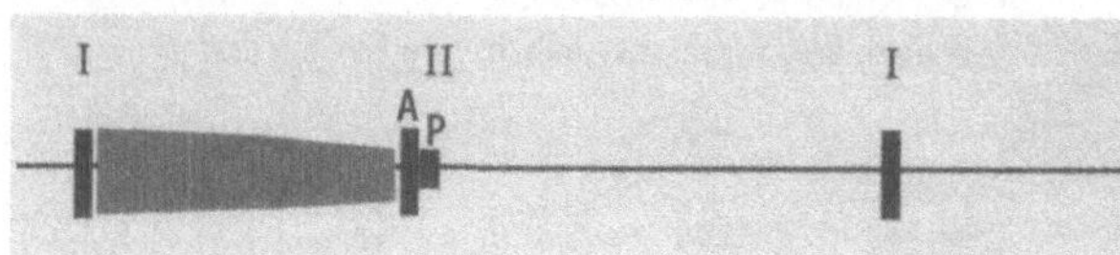

Vorhofseptumdefekt

► I. Herzton unauffällig

► früh - bis mittsystolisches Crescendo - Decrescendo - Systolikum, p.m. 2.- 4. ICR links parasternal (durch relative Pulmonalstenose)

► fixierte Spaltung des II. Herztones

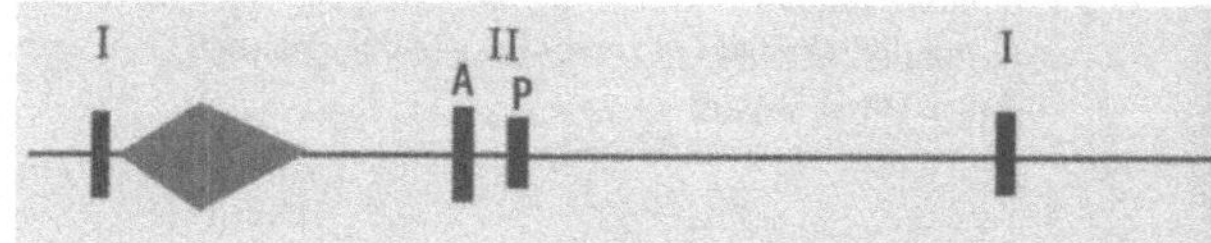

Ventrikelseptumdefekt

- I. Herzton unauffällig
- hochfrequentes protosystolisches Crescendo - Decrescendo - Systolikum, p.m. 3. - 5. ICR links parasternal
- lautes Systolikum bei kleinem VSD (=M. Roger)
- II. Herzton nicht fixiert gespalten

Ductus arteriosus apertus (Botalli)

- systolisch - diastolisches Maschinengeräusch, p.m. 1. - 2. ICR links
- Pulmonalsegment des II. Herztons eventuell betont

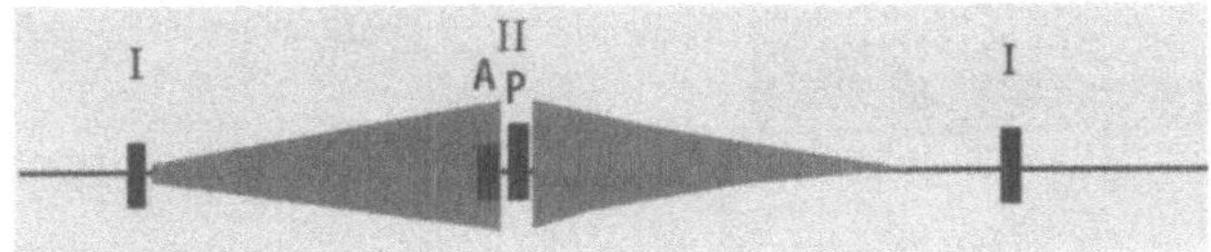

Eisenmenger - Reaktion

Shuntumkehr bei Shuntvitien mit sekundärer pulmonaler Hypertonie von
Links- Rechts- in Rechts-Links- Shunt.

- Zentrale Zyanose, Uhrglasnägel und Trommelschlegelfinger,
  Zeichen der pulmonalen Hypertonie (betontes P - Segment
  des II. Herztones etc.)

2.5. Funktionstests

Arterielle Durchblutungsstörung

Bei Verdacht auf eine arterielle Durchblutungsstörung ist eine funktionelle Beurteilung durch die Ratschow-Lagerungsprobe möglich:

Ratschow-Lagerungsprobe

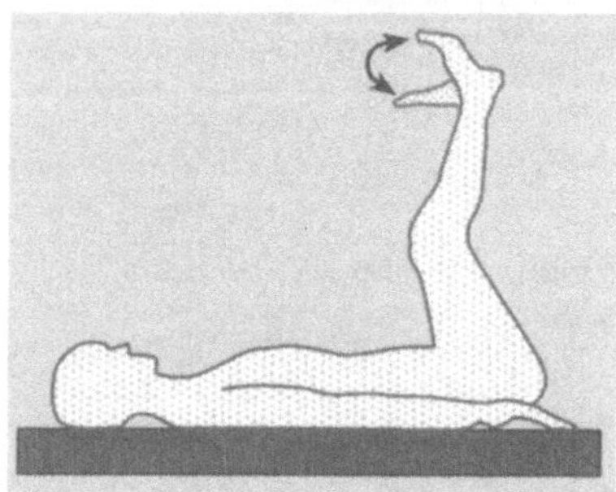

a) Patient liegt auf dem Rücken:

2 min abwechselnd Flexion und Extension in den Sprunggelenken.

Abblassen von Fußsohlen und Zehen:
- wie schnell?
- seitengleich?
- gleichmäßig?

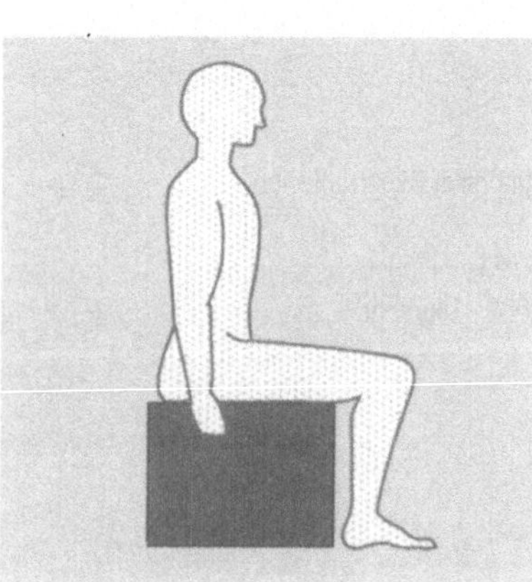

b) Patient sitzt:

Rötung von Fußrücken und Zehen:
- wie schnell?
- seitengleich?
- gleichmäßig?

Füllung der Vorfußvenen:
- wie schnell?
- seitengleich?

Nachröte:
- Ausprägung?

Durchblutungsstörung			
	keine	leicht	mittel	schwer
Abblassen	Kein Abblassen	>60 s	<60 s	Schon beim Hochheben der Beine
Rötung	5-10 s	10-30 s	30-60 s	>60 s
Venenfüllung	-15 s	20-30 s	30 -60 s	>60 s
Nachröte	Ø	+	++	+++

Chronisch-venöse Insuffizienz der unteren Extremität

Einteilung nach Symptomen und klinischen Zeichen:

Schweregrad I Schwere- und Spannungsgefühl in den Beinen
Knöchel- und Unterschenkelödeme
Corona phlebectatica paraplantaris
II Dystrophische Hautveränderung:
Pigmentverschiebung, Indurationen
III florides oder abgeheiltes Ulcus cruris

Zur Prüfung der Schlußfähigkeit der Venen-Mündungsklappen und der Durchgängigkeit der tiefen Beinvenen wird der Trendelenburg-Test bzw. Perthes-Test durchgeführt:

Trendelenburg – Test

Dient der Prüfung der Schlußfähigkeit der Mündungsklappen:

<u>Stehender Patient:</u>
Markieren der Einmündung der V. saphena in die V. femoralis.

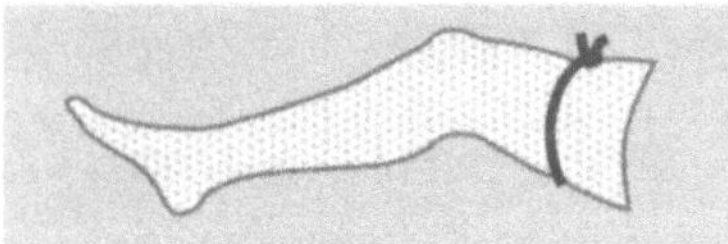

<u>Liegender Patient:</u>
a) Bein anheben und Leerstreichen der Varizen,
   Kompression der V. saphena magna –
   Mündung mit Stauschlauch

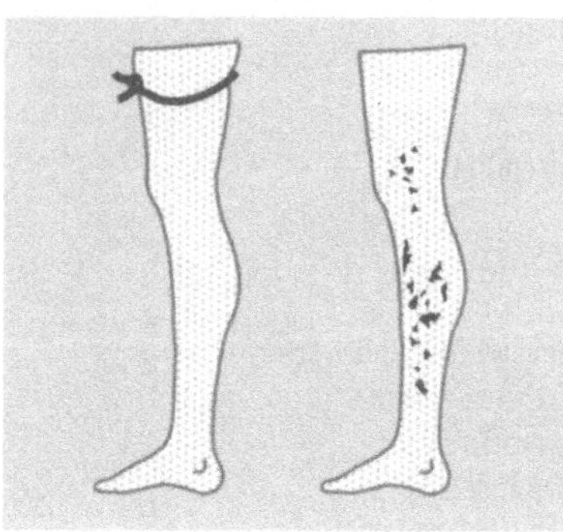

<u>Aufstehender Patient:</u>
b) über 15s Beobachtung der Varizen bei
   komprimierter Mündung
c) Entfernen des Stauschlauchs

Beurteilung:

Während Kompression (b)
Fehlende bzw. langsame Füllung von kaudal:
Klappen von V. saphena parva und
Vv. communicantes sind **suffizient**

Nach Entfernen des Stauschlauchs(c)
Keine zusätzliche Füllung von der Leiste her:
Mündungsklappe der V. saphena magna ist **suffizient**
► **Trendelenburg negativ**

Schnelle bzw. zusätzliche Füllung von der Leiste her:
Mündungsklappe der V. saphena magna ist **insuffizient**
► **Trendelenburg positiv**

Perthes-Test

***Zur Prüfung der Durchgängigkeit
der tiefen Beinvenen:***

<u>Patient mit angelegtem Stauschlauch
umhergehen lassen.</u>

a) Normale Reaktion:
Entleerung der Varizen beim Gehen durch
Abfluß über intakte Vv. communicantes und
tiefe Beinvenen (a)

b) Pathologische Reaktion:
ausbleibende Varizenentleerung bei
Insuffizienz der tiefen Beinvenen (b)

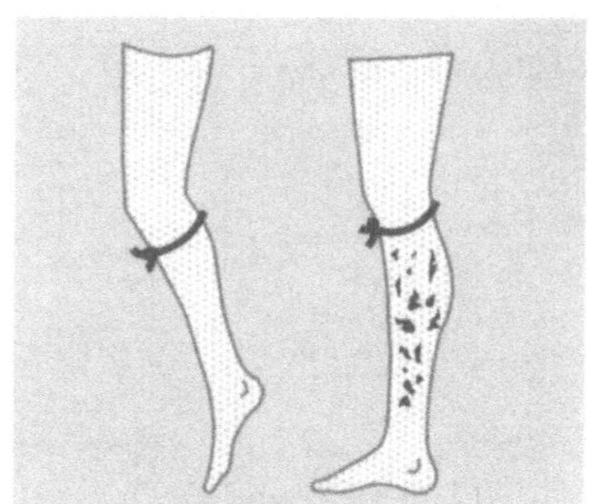

Stehversuch nach Schellong

Wichtige, praktisch einfach durchführbare Untersuchung bei Verdacht auf
orthostatische Hypotonie/ zur Abklärung von Schwindel oder Synkopen.
1. Vorbereitung: 10 min Liegen
2. Messung von Puls-/ Herzfrequenz und Blutdruck im Liegen
3. Messung von Puls-/ Herzfrequenz und Blutdruck unmittelbar nach
   Aufstehen und in 1-minütigen Abständen über 10 (-20) min

a) Normal	Blutdruck	systolisch Abfall um ≤ 10 mm Hg diastolisch Anstieg um etwa 5 mm Hg
	Puls-/ Herzfrequenz	Anstieg um etwa 20%
b) Pathologisch		Blutdruckabfall systolisch um mehr als 20 mm Hg und diastolisch um mehr als 10 mm Hg mit klinischer Symptomatik

und ▶

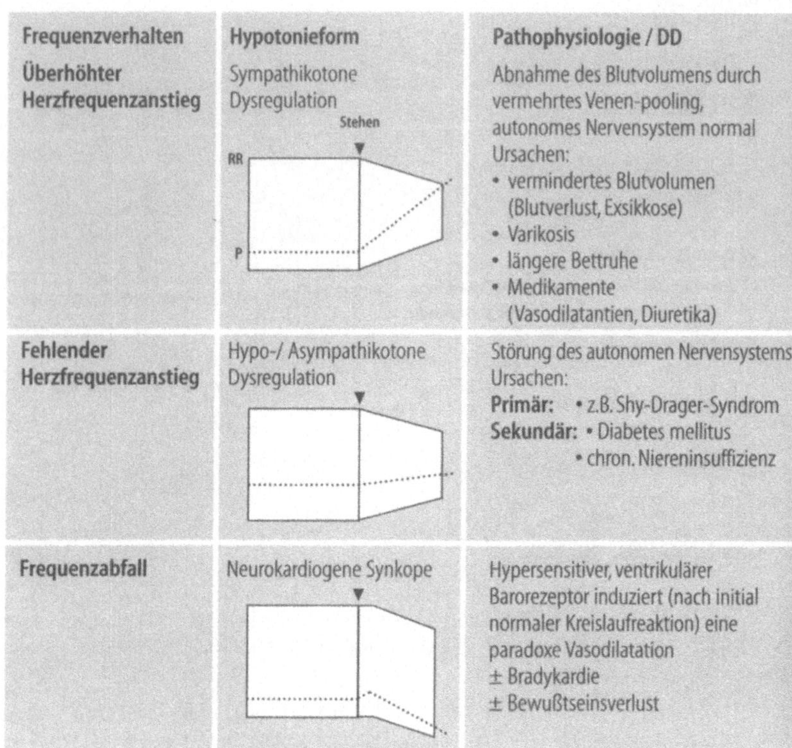

Sonstige Untersuchungen

Fundoskopie (Ophthalmoskopie, Spiegelung des Augenhintergrundes)

Gefäß -/Retinaveränderungen z.B. bei arterieller Hypertonie, Diabetes mellitus, Endokarditis (septische Embolien), Leukämie (Infiltrate).

Funktionelle Bedeutung

Nach Feststellung der Grunderkrankung (z. B. Aortenstenose, Perikarditis) sollte
eine Beurteilung der funktionellen Auswirkungen erfolgen.
1. Anamnese (wie weit kann der Patient gehen, etc.)
2. Körperliche Untersuchung:
   Zeichen der Herzinsuffizienz, Zyanose, Arrhythmien,
   Hinweise auf pulmonale Hypertonie
3. Weitere technische Untersuchungen: z.B. Röntgen-Thorax, EKG,
   Echokardiographie, Belastungs-EKG, Langzeit-EKG,
   Myokardszintigraphie, Herzkatheteruntersuchung

3. Pulmonale Untersuchung

Inspektion

Allgemeine Aspekte
► Ruhedyspnoe
► inspiratorischer Stridor, exspiratorisches Giemen, Husten
  (nicht produktiv, produktiv)
► zentrale Zyanose
► Uhrglasnägel, Trommelschlegelfinger (bei chronischer Hypoxie,
  Bronchialkarzinom, Bronchiektasen, Lungenabszeß)
► Anämie
► Lymphknoten (axillär, supraclaviculär)

Thorax
► Thoraxform
  • symmetrisch ?
  • Deformität ? (z.B. Kyphose, Skoliose, Faßthorax bei Emphysem)
► Atemexkursionen
  • symmetrisch ?
  • Ausdehnung ? (auch Palpation mit Handflächen,
    Messung mit Maßband: normal +5 cm)
  • einseitige Verminderung ? (Lungenatelektase, Fibrose, Skoliose)

▶ Paradoxe Bewegung
  • inspiratorische Einziehung der unteren Interkostalräume bei chronisch obstruktiver Bronchopneumopathie (COBP)
  • generalisierte inspiratorische Einziehung bei Larynxobstruktion
  • lokalisierte inspiratorische Einziehung bei Rippenfraktur
▶ Frequenz
▶ Rhythmus (z. B. Cheyne-Stokes)
▶ Einsatz der Atemhilfsmuskulatur

Chronisch obstruktive Bronchopneumopathie:
• Blue Bloater (Zyanose) - Pink Puffer
• exspiratorisches Giemen
• Faß-(Emphysem-) Thorax
• inspiratorische Einziehung der unteren ICR

<u>Palpation</u>
1. Lage des Mediastinums
   • Trachea
   • Apex (kardiale Erkrankung?)

Verlagerung nach ipsilateral   – Atelektase
                                         – Fibrose
Verlagerung nach kontralateral – Pleuraerguß
                                         – Pneumothorax

2. gleichzeitiges Umfassen beider Thoraxhälften mit Auflage der Handflächen, dorsal mit den Daumen in Richtung Wirbelsäule:
   • Beurteilung der Atemexkursion
   • Tastbarer Fremitus   – z.B. tastbares Pleurareiben
                                       tastbare Rasselgeräusche
   • Stimmfremitus   – verstärkt bei pulmonalem Infiltrat
                                       (durch Fortleitung tiefer Frequenzen ("99") zur Thoraxwand, die normalerweise durch lufthaltiges Alveolargewebe abgefiltert werden)
                                       – abgeschwächt bei Pleuraerguß
   • Druckschmerz ?

Perkussion

Seitenvergleich!

(Die rechte untere Lungengrenze steht, bedingt durch die Leber, normalerweise etwas höher als die linke - etwa in Höhe des Dornfortsatzes des 10. BKW.)

Atembeweglichkeit der Lungengrenzen (bei tiefer In-/ Exspiration normal 4 cm)

Resonanz
- normal sonorer Klopfschall
- hypersonor
  - Pneumothorax
  - Emphysem
- hyposonor
  - Pleuraerguß
  - Lungeninfiltrat
  - Fibrose
  - Abszeß
  - Tumor

Oberflächenmarkierungen der Lungenlappengrenzen

Fissura obliqua: trennt rechte und linke Lunge jeweils in Ober-lappen (ROL, LOL) und Unterlappen (RUL, LUL)

Verlauf paravertebral	2. BWK
hintere Axillarlinie	4. Rippe
vordere Axillarlinie	6. Rippe
Sternum	8. Rippe

Fissura horizontalis: (rechts)   teilt rechte Lunge außerdem in re. Oberlappen (ROL) und Mittellappen (RML) Verlauf in Höhe der 4. Rippe

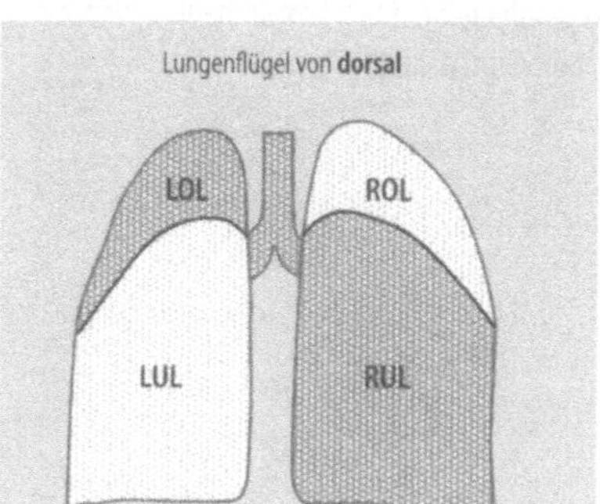

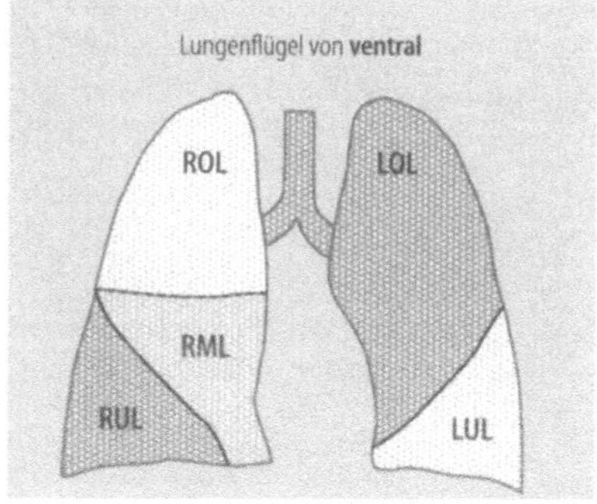

Auskultation

<u>Atemgeräusch</u>
Seitenvergleich!

vesikulär	• normales Atemgeräusch
Bronchialatmen	• normal über Trachea
	• über offenen Bronchien mit umgebendem, leitendem Gewebe,

z.B.   – Infiltrat
       – Neoplasie
       – Abszeß
       – z.T. im Randbereich
          von Pleuraergüssen

Abschwächung bei	– Pleuraerguß
	– Pneumothorax
	– Emphysem
	– Atelektase

Bronchophonie	
Verstärkung von Flüstern "66"	– Pneumonie
Amphorischer Beiklang	– große Kaverne

<u>Nebengeräusche</u>
1. Pleurareiben
2. Rasselgeräusche (RG)

   <u>*Trockene Rasselgeräusche*</u>

       Giemen und Pfeifen, v.a. exspiratorisch
       bei Asthma, Bronchitis, Bronchialobstruktion
       (bei Atemwegsverengung durch Schleimhautschwellung
       oder / und   Bronchospasmus)

Feuchte Rasselgeräusche

| **feinblasig** **grobblasig** | > nicht klingende RG | • pulm. Stauung
• Bronchitis |
| **feinblasig** **grobblasig** | > klingende RG (hochfrequent) | • Pneumonisches Infiltrat (bessere Leitung von hohen Frequenzen) |

(durch Sekretsprengung in kleinen Bronchien bzw. Sekretbewegung in größeren Atemwegen)

Verschwinden nach Husten?

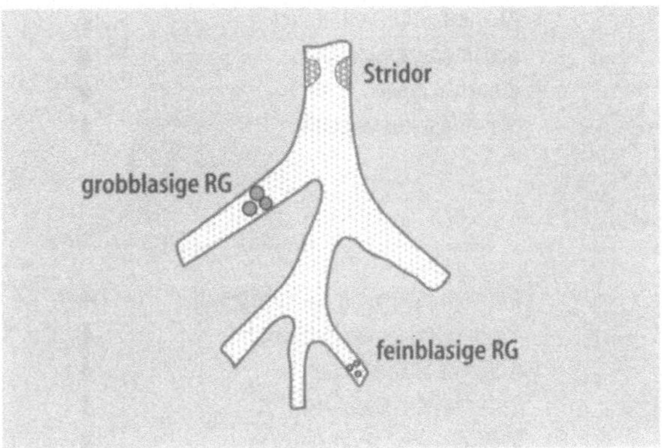

Sputumuntersuchung

Menge ▶ Konsistenz – schleimig, schaumig, eitrig
Farbe
Blut (z.B. Tumor, TB, Embolie, Bronchiektasen, Blutbeimengung)
Geruch
(Mikroskopie - Leukozyten, Eosinophile, Bakterien)

Typische Lungenbefunde

Pleuraerguß

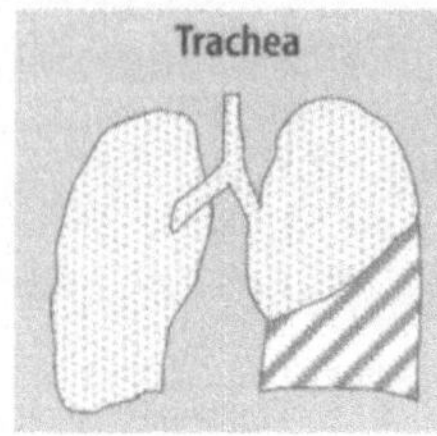

Trachealverlagerung nach kontralateral ←
Atemexkursion vermindert ↓
absolute Dämpfung des Klopfschalls ↓
fehlendes Atemgeräusch ↓
Stimmfremitus abgeschwächt ↓

Infiltrat

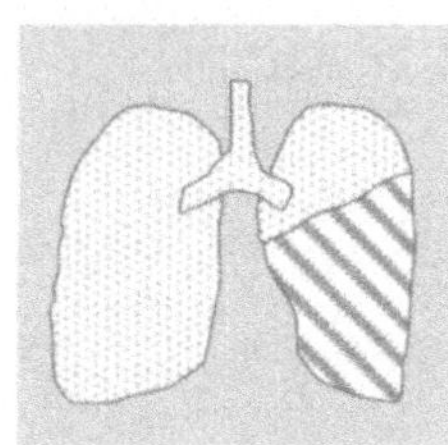

Trachea zentral
Atemexkursion vermindert ↓
gedämpfter Klopfschall ↓
Bronchialatmen ↑
Stimmfremitus verstärkt ↑

Atelektase

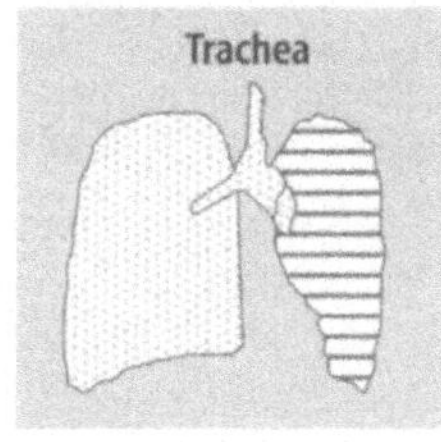

Trachealverlagerung nach ipsilateral →
Atemexkursion abgeschwächt ↓
gedämpfter Klopfschall ↓
fehlendes Atemgeräusch ↓
Stimmfremitus abgeschwächt ↓

Pneumothorax

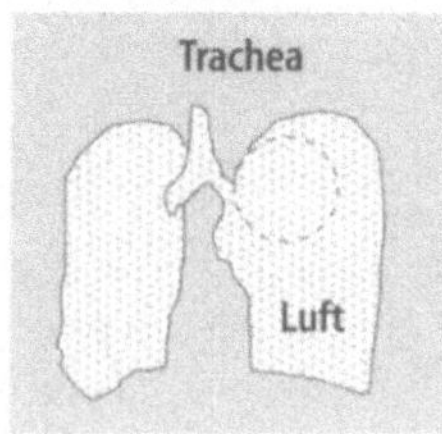

Trachealverlagerung nach kontralateral ←
Atemexkursion abgeschwächt ↓
hypersonorer Klopfschall ↑
fehlendes Atemgeräusch ↓
Stimmfremitus abgeschwächt ↑

4. Untersuchung des Abdomens

Einteilung des Abdomens

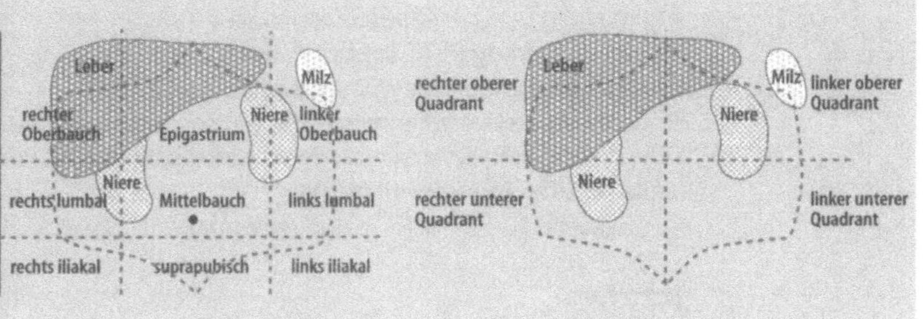

Inspektion

▶ Haut
- Kolorit (Anämie, Ikterus?)
- Behaarung
- Striae (z.B. Cushing-Syndrom)
- Venenzeichnung

Zeichen der Leberzirrhose?: Spider naevi (oberer Stamm, Gesicht), Palmarerythem, Bauchglatze, Caput medusae, Gynäkomastie, Weißnägel, grobschlägiger Tremor (flapping tremor), Foetor hepaticus

▶ Schwellung
- zentral oder Flanken
- symmetrisch/asymmetrisch

Ursachen: Fettgewebe, Stuhlansammlung, Flüssigkeit (z.B. Aszites), Luft, Schwangerschaft

▶ sichtbare Peristaltik
▶ Pulsation
▶ Hernien

Palpation

Übliches Vorgehen:
- Patient liegt flach (1 Kopfkissen) und entspannt, Arme neben dem Körper
- Untersucher an rechter Körperseite des Patienten
- Frage nach abdominellen Schmerzen vor Untersuchung
- Patient auffordern, eventuellen Druckschmerz anzugeben
- Gesicht und Reaktionen des Patienten bei der Untersuchung beobachten
- Untersuchung aller Regionen zunächst oberflächlich, dann tiefere Palpation
- Beginn entfernt des schmerzhaften Ortes
- Untersuchung des Abdomens mit flacher, möglichst warmer Hand

Beurteilung:

Bauchdecken	• weich, gespannt, Abwehrspannung?
Druckschmerz	• oberflächlich, tief, Loslaßschmerz?

Leber

Unterer Rand	• Größe (cm unter dem Rippenbogen)
	• Konsistenz (weich, fest, hart)
	• Oberfläche (glatt, unregelmäßig, höckrig)
	• Druckschmerz
	• Pulsation

Beginn der Palpation etwa 10 cm unter dem rechten Rippenbogen,
Untersuchung auch von Hypo-/Epigastrium
Bestimmung der Lebergröße durch anschließende Perkussion des unteren und
oberen Leberrandes in der Medioclavicularlinie (cm in MCL)

<u>DD Lebervergrößerung</u>

z.B. hart, unregelmäßig, vergrößert – Metastasen?
z.B. fest, glatt, nicht schmerzhaft, vergrößert – Lymphom?,
Leberzirrhose?
z.B. glatt, schmerzhaft, vergrößert, evtl. pulsierend – kardiale Stauung?,
Hepatitis (Alkohol, infektiös)?

Courvoisier-Zeichen: tastbar vergrößerte Gallenblase am Leberunterrand
V.a. Pankreasneoplasie (selten bei Cholelithiasis, da Gallenblase meist
chronisch entzündlich geschrumpft)

<u>Milz</u>

Beginn der Palpation ebenfalls 10 cm unter dem linken Rippenbogen mit tiefer Inspiration, bei Verdacht auf eine geringe Milzvergrößerung auch in
Rechtsseitenlage.

Charakteristisch für Milz: Milzort
Milzform
oberer Rand nicht tastbar
atemabhängige Bewegung
perkutorische Dämpfung

Beschreibung der Milz wie bei Leber (Größe, Konsistenz, Oberfläche,
Druckschmerz)

<u>DD starke Milzvergrößerung</u>

- chronisch myeloische Leukämie, Myelofibrose

Nieren

Palpation von ventral mit dorsal gegengehaltener Hand (nur bei sehr schlanken Patienten oder vergrößerten Nieren/Tumor tastbar)

Perkussion

Leber, evtl. Milz, Auffälligkeiten (Raumforderungen), Aszites

Aszitesuntersuchung:

▶ symmetrische Flankenschwellung

▶ verschiebliche Dämpfung: Perkussion der lateralen Flüssigkeitsdämpfung gegen den tympanitischen Schall des aufschwimmenden Darmes in Rückenlage und Verschieblichkeit der Dämpfung durch Seitenlagerung (verschiebliche Dämpfung)

▶ Flüssigkeitswellen – Palpation: lateral flach aufgelegte Hand palpiert den Anprall der Flüssigkeitswelle von der anderen Seite

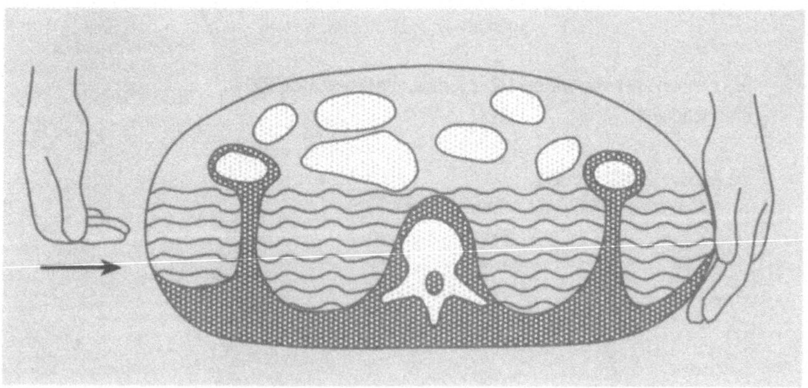

Auskultation

Auskultation aller 4 Quadranten
Darmgeräusche   • normal
                • hochgestellt, plätschernd bei mechanischer Obstruktion
                • abgeschwächt, spärlich, "Totenstille" bei paralytischem Ileus

Gefäßgeräusche? • systolisches Strömungsgeräusch (Aortenverkalkung,
                   Nierenarterienstenose (periumbilikal))
                • systolisch – diastolisches Fistelgeräusch (arteriovenöse
                   Fistel z.B. femoral)

Reibegeräusche über Leber, Milz (z.B. Lebermetastasen, Milzinfarkt)

Untersuchung der Leisten

► Lymphknoten
► Femoralispulse (seitengleich tastbar?, Strömungsgeräusch?)
► Hernien

Rektale Untersuchung

nach Erläuterung und Zustimmung des Patienten

► Hämorrhoiden?
► Tastbare Resistenz?
► Druckschmerz? (Lokalisation)
► Prostata (Größe, Konsistenz, Abgrenzbarkeit, Druckschmerz)
► Stuhl? (Farbe, Konsistenz), Teerstuhl?, Blutauflagerungen?

Bei Männern bei entsprechender Indikation auch Untersuchung der
Genitalien (Tumor, Hodengröße).

5. Extremitäten
(siehe auch Untersuchung des Herzkreislaufsystems)

<u>**Allgemeines**</u>

Formabweichungen	z.B. Schwellung bei tiefer Beinvenenthrombose Entzündungen, Gelenkdeformitäten durch Arthritis (z.B. rheumatoide Arthritis) Muskelatrophie durch Nervenlähmung
Farbveränderungen	Rötung bei Entzündung Blässe oder Marmorierung bei Durchblutungsstörungen Hyperpigmentierung z.B. bei chronisch-venöser Insuffizienz, M. Addison Ulcera Gangrän trocken/feucht

Varizen

Oberflächliche Thrombophlebitis — Venenstrang tastbar, gerötet, überwärmt, schmerzhaft

Tiefe Beinvenenthrombose — Schwellung des Unter-/Oberschenkels (oder Armes), evtl. leichtes Ödem und Diskoloration, Druckschmerz, <u>Payr-Zeichen:</u> Druckschmerz der medialen Fußsohle <u>Hohmann-Zeichen:</u> Wadenschmerz bei Dorsalflexion des Fußes

Akuter Arterienverschluß (Embolie, Thrombose) — Schmerz (pain) Blässe (pallor) Parästhesie (paraesthesia) Pulslosigkeit (pulselessness) Lähmung (paralysis) Schock (perishing with cold)

Gelenke

Inspektion   Schwellung, Deformität, Rötung
Palpation   Überwärmung, Druckschmerz, Erguß   – intraartikulär
                                                  – periartikulär (Bursitis)

Bewegungsumfang (Neutral-0-Methode)

Orientierende neurologische Untersuchung
Kurzübersicht

1. Wachheitszustand (wach, schläfrig, somnolent, soporös, komatös)
    Orientierung (zu Person, Ort, Zeit)

2. Pupillen: Größe, Seitengleichheit, Lichtreaktion (direkt, konsensuell)

3. Untersuchung der Hirnnerven (I) II–XII

4. Tonus

5. Motorik

6. Auslösung von Muskeleigen- und Fremdreflexen

7. Sensibilität

8. Koordination

9. Neurovegetative Funktionen

IV. Kardiovaskuläre Normwerte

HZV   **Herzzeitvolumen, cardiac output (CO)**   5 – 6   l/min
$$= \text{SV} \cdot \text{Herzfrequenz}$$

HI   **Herzindex, cardiac index (CI)**   2,6 – 4,2   l/min/m^2
$$= \frac{\text{HZV}}{\text{KÖF}}$$

SV   **Schlagvolumen, stroke volume**   60 – 70   ml/Schlag
$$= \text{EDV}_{LV} - \text{ESV}_{LV} \text{ (enddiastolisches Volumen}$$
minus endsystolisches Volumen des linken Ventrikels)

SVI (SI)   **Schlagvolumenindex, stroke volume index (stroke index)**   30 – 65   ml/Schlag/m^2
$$= \frac{\text{SV}}{\text{KÖF}}$$

EDVI   **Enddiastolischer Volumenindex, enddiastolic volume index**   50 – 90   ml/m^2

ESVI   **Endsystolischer Volumenindex, endsystolic volume index**   9 – 32   ml/m^2

AF   **Auswurffraktion (LV), ejection fraction (EF)**   60 – 75   %
$$= \frac{\text{EDV}_{LV} - \text{ESV}_{LV}}{\text{EDV}_{LV}} = \frac{\text{SV}}{\text{EDV}_{LV}}$$

ZVD   **Zentraler Venendruck, central venous pressure (CVP)**   5 – 12   mm Hg

Rechter Vorhof, right atrial pressure

$\overline{\text{RA}}$(RAP$_m$)		
Mitteldruck	2 – 8	mm Hg
a- Welle	2 – 10	mm Hg
v- Welle	2 – 10	mm Hg

Rechter Ventrikel, right ventrikular pressure

RVP$_S$ Systolisch	15 – 30	mm Hg
RVP$_{ED}$ Enddiastolisch	2 – 8	mm Hg

Pulmonalarterie, pulmonary artery pressure

$\overline{PA}(PAP_m)$	Mitteldruck	9 – 18	mm Hg
PAP_S	Systolisch	15 – 30	mm Hg
PAP_{ED}	Enddiastolisch	4 – 12	mm Hg

**Pulmonalkapillardruck,
pulmonary capillary (wedge) pressure**

PCP (PCWP)	Mitteldruck	5 – 12	mm Hg

Linker Vorhof, left atrial pressure

$\overline{LA}(LAP_m)$	Mitteldruck	2 – 12	mm Hg
	a –Welle	3 – 15	mm Hg
	v – Welle	3 – 15	mm Hg

Linker Ventrikel, left ventricular pressure

LVP_S	Systolisch	100 – 140	mm Hg
LVEDP	Enddiastolisch	3 – 12	mm Hg

Aorta, systemic arterial pressure

$SAP_m(\overline{AP},\overline{MAP})$	Arterieller Mitteldruck	70 – 105	mm Hg

$$= \frac{\text{Systolischer Druck} + \text{2mal diastolischer Druck}}{3}$$

SAP_S	Systolisch	100 – 140	mm Hg
SAP_d	Diastolisch	60 – 90	mm Hg

PVR   **Pulmonaler Gefäßwiderstand,
pulmonary vascular resistance**

$$= \frac{\overline{PA} - PCP}{HZV} \cdot 80 \qquad 100 - 250 \quad \text{dyn} \cdot \text{s} \cdot \text{cm}^{-5}$$

$$\left(\frac{\overline{PA} - PCP}{HZV} \blacktriangleright \text{Wood Einheit} \right)$$

SVR   **peripherer Gefäßwiderstand,
systemic vascular resistance**

$$= \frac{\overline{AP} - ZVD \text{ (oder } \overline{RA})}{HZV} \cdot 80 \qquad 700 - 1600 \quad \text{dyn} \cdot \text{s} \cdot \text{cm}^{-5}$$

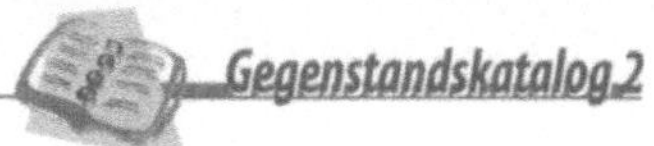

1. Schwerpunktmäßiger Auszug aus dem Gegenstandskatalog 2
Anamneseerhebung und allgemeine Krankenuntersuchung

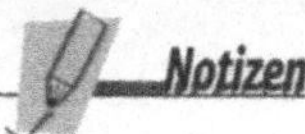